Bérengère Musard

Lâcher Prise

Bérengère Musard

Lâcher Prise

Le grand OUI à la vie

Éditions Vie

Imprint

Cover image: www.ingimage.com

Publisher:
Éditions Vie
is a trademark of
International Book Market Service Ltd., member of OmniScriptum Publishing Group
17 Meldrum Street, Beau Bassin 71504, Mauritius

Printed at: see last page
ISBN: 978-613-9-58920-3

Lâcher prise

Le grand OUI à la vie

Par
Bérengère MUSARD

Table des matières

INTRODUCTION

Tout contrôler, tenir tête et tenir bon, s'agripper follement, désespérément en ayant toutes les peurs associées et notamment celle de ne plus rien maîtriser, je connais, j'ai longtemps connu et ce serait mentir que de dire qu'aujourd'hui cela ne m'arrive pas encore de me rendre compte que certaines situations de vie sont « sous contrôle » . Pourtant, j'ai appris à lâcher prise. Étrangement, je vous dirais que je n'ai pas appris dans les livres et, ironie du sort, j'en écris un aujourd'hui...

J'en suis même venue à me demander si je ne cherchais pas à contrôler une ou plusieurs techniques pour apprendre aux autres à lâcher prise. Ce qui d'emblée m'a paru totalement absurde. J'ai donc veillé dans cet ouvrage à ne pas distordre cette habitude contrôlante que nous avons tous et toutes pour en faire une forme de lâcher-prise contrôlé, ce qui reviendrait à rendre inutile le fondement même de la foi, l'essence première de la confiance et de la sérénité.

Cet ouvrage, je l'ai voulu comme le précédent : « Blocages émotionnels : Apprendre à les gérer » sorti en mars 2018, à savoir court, efficace, et plus proche d'un outil de travail au quotidien que d'un essai rébarbatif sur le bienfait du lâcher-prise. Il n'y a rien de plus énervant que de lire ce que l'on sait déjà sans réussir à transformer véritablement nos habitudes.

Aussi, tout ce que vous lirez dans cet ouvrage est le fruit de mes expériences, expérimentations parfois désastreuses et parfois fascinantes, tâtonnements et réflexions autour de cette problématique.
Comme je vous le disais, des livres sur le lâcher-prise, j'en ai parcouru quelques dizaines, espérant chaque fois trouver enfin la paix du cœur, la joie de vivre dans une presque insouciance qui aurait calé ma foi et mes certitudes sur une corde de funambule, dépouillée de la peur de chuter. Mais lâcher

prise, c'est une philosophie, une volonté à s'appliquer, le courage de regarder ailleurs et de se laisser porter par les souffles de la vie, dans la confiance que tout est en accord : coeur, esprit et Univers, pour nous amener exactement là où il est important d'aller pour évoluer.

À nous de faire le choix de s'autoriser à voler, sans attache et sans peur. L'Univers sait nous apprendre cela.

I. LÂCHER PRISE : UNE HABITUDE NATURELLE

Nous savons tous lâcher prise. Nous l'avons tous fait des milliers de fois durant notre vie, sans le conscientiser, simplement parce que c'était la dernière solution, la dernière chose à faire avant de devenir fou. Dans une forme d'expiration finale, comme un abandon nécessaire, chacun de nous a su à un moment critique reconnaître que résister encore ferait plus de mal que de laisser aller.

« Aléa Jacta Est », voilà une expression que j'aime rappeler quand j'évoque le lâcher-prise : « Le sort en est jeté » et après cela, le 'JE' que je suis ne peut plus rien faire, car tout a été fait, reste le cours des choses, les conséquences, les engrenages naturels et fluides : la vie, l'énergie, l'Univers.

Rendre ce lâcher-prise conscient, voilà la volonté de toutes les techniques actuelles de développement personnel. Mais une différence essentielle est à noter entre conscientiser le lâcher-prise et contrôler le lâcher-prise.

Vouloir absolument lâcher prise sur quelque chose est une autre forme de contrôle qui va rendre inefficace le postulat de départ de ce qu'est lâcher prise, à savoir se détendre, être calme, passer à autre chose, avoir foi, se faire confiance.

Se répéter à l'extrême *« Mais comment puis-je lâcher prise sur ce problème ? »* revient à refuser justement de laisser aller les événements, à contrôler une détente qui serait rassurante, au lieu de tout bonnement autoriser en nous cette détente, nous voulons la mettre en place, la gérer.

Dans l'absolu, nous ne devrions pas nous poser la question de cette problématique, mais la société nous a amenés à toujours tout contrôler, à chaque instant, point de place au hasard, une forme d'hyper-vigilance constante qui a altéré notre capacité à jouer avec les événements de la vie. Prévoir, anticiper, contrôler, gérer, tenir bon, les qualificatifs ne manquent pas pour retenir une situation qui ne demande qu'à s'épanouir en nous échappant. Autant de façons de refuser de jouer avec la vie afin d'éviter presque systématiquement la potentialité d'une souffrance. Car c'est bien ce qui nous amène à vouloir tout gérer et contrôler : **le refus de la surprise vécue comme désagréable, de se tromper et donc de souffrir. Notre cerveau semble avoir enregistré que si un événement se construit sans notre supervision stricte et ordonnée il sera immanquablement négatif...**

Lorsqu'on observe les enfants jouer, se laissant voguer sur les vagues de leur imagination, prenant plaisir à s'adapter à tout contexte et toute situation, on se rend compte que nous, adultes, avons tous perdu cette faculté innée à jouer avec ce qui se présente sans jugement et que notre adaptabilité nous sert à contrer ce qui nous déplaît et non à poursuivre le plaisir de la découverte. Nous pensons que tout doit être « sous contrôle ». Comme le dit Hannibal dans « l'agence tout rique » : *« J'aime qu'un plan se déroule sans accroc »*. Sauf que cela n'arrive jamais, il y a toujours quelque chose qui vient se glisser entre les rouages, positif ou négatif, mais rien n'est jamais vraiment comme on l'avait prévu.

La problématique de fond du refus de lâcher prise : l'accès au bonheur, ne plus souffrir.

La société nous vend le rêve, le plaisir, le bonheur à outrance, comme une forme de réussite ultime de la vie et ainsi nous amène à dénigrer, renier, refuser toute forme d'apprentissage par l'échec ou par le contretemps. Pourtant celui-ci participe grandement à notre plaisir et à notre bonheur, tout du moins à notre enrichissement personnel.

La grande satisfaction des enfants est de mettre un bateau en papier sur une rivière et de le regarder filer, secoué par les courants, stoppé momentanément pas les galets, éclaboussé par les clapotis de l'eau... La vie est une rivière dont nous sommes le bateau mais nous avons oublié de nous laisser flotter et de vivre au gré du courant. Nous avons oublié **l'émerveillement**. En agissant ainsi, nous devenons des ancres, des rochers, nous faisons du sur-place et nous nous épuisons à résister aux flux de la vie.

Et si nous redevenions ces coquilles de noix emplies de confiance ? Car dans l'Univers, tout conspire à nous rendre heureux, à nous faire évoluer si c'est notre désir.

Pour redevenir confiant en la vie, il va falloir réapprendre. Aujourd'hui, contrôler les choses est devenu une habitude. Or, une habitude peut se changer, mais pour cela, il va falloir la remplacer par une autre, c'est donc au départ un travail sur soi à faire, une forme de reprogrammation.
C'est la promesse de ce livre, vous aider à

vous reprogrammer, avec le temps, tranquillement, de façon à retrouver la confiance que : TOUT VA BIEN !

II. CONTRÔLER vs MAÎTRISER

Contrôler, c'est refuser ce qui est, vouloir autre chose que ce qui est. Donc, contrôler c'est figer les choses, diriger, orienter.

Étymologiquement, contrôle s'écrivait contre-rôle. *(source Wiktionnaire) Du moyen français contrerole (« registre tenu en double »), du latin médiéval contrarotulum (sens identique) formé de contra- (« contre- ») et rotulus (« parchemin roulé », voir rôle), dérivé du latin classique rotula (« rouleau, petite roue »), diminutif de rota (« roue »).*

Ainsi, comprenons que le contrôle est ce qui va contre la roue, donc qui s'oppose à ce qui avance, ce qui roule. Voilà pourquoi contrôler les choses les figent et les bloquent. Aller contre la roue, c'est résister, refuser la marche des choses.

C'est très différent de la maîtrise. Maîtriser vient du mot maître qui est celui qui enseigne, qui guide et qui accompagne par la connaissance. Le maître transmet (trans-met), il est celui qui met à travers, par transparence. Ainsi celui qui maîtrise les choses est celui qui avance grâce à ses connaissances en se laissant traverser par ce qui Est et donc qui accueille ce qui Est.

Ainsi, lorsqu'on maîtrise le cours de sa vie, on ne le contrôle pas. On laisse les événements et les expériences prendre forme tout en s'adaptant, grâce à ses connaissances et sa conscience, au courant qui nous emmène progressivement aux étapes suivantes de notre parcours.

Lorsqu'on contrôle sa vie, on la fait avancer par à-coups, restant parfois bloqué un long moment par des peurs qui stoppent notre évolution.

J'aime beaucoup raconter ce conte zen, qui ne parle pas uniquement de l'acceptation de la vie telle qu'elle est et donc du lâcher-prise, mais qui permet d'en éclairer la démarche du coeur. Il s'agit de Hakuin et l'enfant.

« Il y avait dans un village au Japon un maître zen nommé Hakuin. Il était très connu et respecté par les habitants qui venaient souvent profiter de son enseignement.

Un jour, une jeune fille du village tomba enceinte, et lorsque ses parents la questionnèrent pour savoir qui était le père, elle leur avoua qu'il s'agissait d'Hakuin. Les parents, en colère, allèrent voir le maître zen pour lui dire qu'ils connaissaient désormais la vérité. Ils crièrent qu'ils savaient qu'il était le père de l'enfant, mais Hakuin se contenta de dire: "Ah bon?"

La rumeur se propagea ensuite à tout le village. La réputation d'Hakuin en souffrit et plus personne ne vint le voir. Seuls les parents de la jeune fille lui rendirent visite, une fois l'enfant venu au monde. Puisqu'il était le père, ils lui laissèrent le nouveau-né pour qu'il s'en occupe. Le maître ne dit rien et prit grand soin de l'enfant pendant un an.

Après ce temps, la jeune fille eut du remords. Elle avoua alors avoir menti et déclara que le père était en fait un jeune homme qui travaillait chez le boucher. Les parents en furent alarmés.

Ils allèrent rapidement voir le maître zen pour s'excuser. "Nous sommes vraiment désolés, et sommes venus reprendre l'enfant, car notre fille nous a dit que vous n'étiez pas son père". Et Hakuin répondit: "Ah bon?" »

Ce conte nous parle des expériences riches et variées que l'on peut vivre lorsque nous acceptons de prendre les événements comme ils viennent.

Un autre conte zen plus court vient nous parler de la façon dont notre esprit peut s'accrocher et donc refuser de laisser aller le passé, ne nous permettant pas de profiter pleinement de l'instant présent alors que rien en terme d'action n'est possible.

Il parle de nos pensées de contrôle, notre propension à s'accrocher à nos souvenirs par regret de n'avoir pas fait ou dit, ou au contraire par peur d'avoir dit ou fait quelque chose.

« Deux moines marchent le long d'un chemin boueux lorsqu'ils rencontrent une belle jeune fille qui n'ose pas traverser le chemin de peur de

salir ses souliers de soie.

Un des moines la prend alors dans ses bras et la dépose de l'autre côté du chemin. Puis les deux moines reprennent leur marche sans échanger une parole jusqu'à leur destination.

Une fois arrivés, le moine qui n'avait pas porté la jeune fille dit à l'autre.

« Tu sais que les moines doivent éviter les femmes, pourquoi as-tu porté cette jeune fille dans tes bras ce matin ? »

L'autre moine lui répondit : « Moi, je l'ai laissée de l'autre côté de la route, comment se fait-il que toi, tu la portes encore ? »

Ce conte nous rappelle comme notre désir de contrôle nous bloque, nous fige dans le temps mais il nous montre également comment nos culpabilités sur nos valeurs et nos obligations se dissimulent sous cette volonté de contrôle et nous manipulent.

III. LE CONTRÔLE EST EN LIEN AVEC LA PEUR

Refuser de lâcher prise cache toujours une peur. Cette peur prend des formes différentes, il peut y avoir la peur d'échouer, la peur de réussir, la peur du regard des autres, la peur de souffrir, de regretter, de se tromper, de passer à côté de quelque chose, de rater sa vie, de changer sa vie et même la peur d'avoir peur...

Toutes ces peurs, et il y en a bien d'autres, ne permettent pas de lâcher prise facilement. Ramener cette peur à la conscience est déjà une façon de laisser aller le contrôle et d'accepter que vous avez une résistance, une forme de blocage.

Bien sûr, dans ces moments-là, on voudrait forcer les choses, mais être plus fort que la peur est inutile. Hormis l'épuisement que cela va engendrer, vouloir être plus fort que la peur risque de vous amener à une forme de contrôle du contrôle, ce qui est loin d'être constructif.

De plus, lutter contre sa peur, c'est se mettre en guerre contre soi-même. Vous ne serez alors plus dans l'accueil de ce qui Est, de ce qui se joue ici et maintenant, mais dans une lutte interne de laquelle aucun vainqueur ne sortira.

Ainsi, en étant dans la peur, vous n'êtes pas dans le lâcher-prise, mais si en plus vous vous mettez en lutte contre cette peur, vous doublez la notion de contrôle. Vous cherchez à contrôler la situation et à contrôler la peur qu'elle génère : le lâcher-prise est très, très loin !

L'idée serait donc d'arriver à dire OUI à la peur qui vous envahit. Accueillir la peur c'est permettre à celle-ci de circuler en vous, de s'exprimer et donc de s'intégrer. Lorsqu'une énergie est intégrée en vous, elle est fluide et circule librement, ainsi, elle ne vous bloque plus pour avancer, vous avancez main dans la main avec elle. Elle est présente, mais n'est plus un obstacle à votre évolution.

Reconnaître et accueillir une peur n'est pas chose facile, car nous avons peur d'avoir peur. Pourtant, le meilleur moyen de permettre à cette peur de se calmer en nous sera de respirer. Détendez les épaules, et dites simplement « j'ai cette peur en moi, je vais seulement la laisser s'exprimer afin de ressentir ce qu'elle veut me dire ». La respiration est essentielle à cet instant, car elle remet en circulation les énergies bloquées.

Reconnaître que l'on a une peur en soi, c'est se connaître intimement, ainsi, avoir la connaissance de soi vous rend transparent à vous-même. Cette transparence permet de traverser ses propres obstacles intérieurs et donc, de traverser sa peur. Vous êtes alors dans la maîtrise de soi et non plus dans le contrôle de soi.

Le regard que l'on porte sur soi est important. Apprendre, c'est observer et analyser, comprendre et expérimenter. Il est donc primordial pour avancer et se connaître de s'observer, de s'analyser, de se comprendre et de s'expérimenter sous différentes facettes (entendez ici toute l'indulgence nécessaire à avoir envers soi également car trop de perfectionnisme ou d'exigence viendra de nouveau bloquer l'avancée intérieure).

Aussi, dans un premier temps, regardons la peur qui s'exprime lors du blocage. Je vous parle de regard car effectivement, voir permet de faire changer intérieurement et extérieurement. Voir ce qui se joue en soi et choisir de lui donner toute la place ou non fera une vraie différence. Il ne s'agit pas de rester les yeux figés sur votre peur, mais de simplement reconnaître qu'elle est présence, qu'elle fait partie de votre paysage personnel.

Je n'aime pas particulièrement les araignées, pour autant, je sais qu'elles sont très utiles dans une maison à la campagne. Elles me débarrassent des mouches, des moustiques et autres papillons qui entrent chez moi. Certaines dans ma maison sont vraiment très grosses, noires et velues. Elles ont tendance à me faire un peu peur. Aussi, lorsque je balaye ma maison du regard, je repère où se trouvent les araignées. Si mes yeux restent à les observer, je vais amplifier mon inconfort et probablement commencer à imaginer tout un tas de scenarii qui me perturberont et me feront mettre ces araignées dehors pour ne plus les voir. Et alors, à moi les mouches et les moustiques... Si par contre je sais qu'elles sont là, qu'elles sont utiles mais que je regarde l'ensemble de ma pièce, alors oui, je sais qu'il y a des araignées dans certains coins du radiateur ou du plafond, mais elles font partie de ma vie et ne m'empêchent en rien de faire ce que j'ai à faire chez moi.

Cette métaphore est là pour vous montrer qu'on peut gérer sa vie de la même façon. Regardez où se trouvent vos peurs qui ont tendance à vous bloquer et à générer une forme de contrôle en vous. Lorsque vous les avez vues, intégrez-les à votre paysage intérieur, comme faisant partie de vous de façon utile. Ne bloquez pas vos yeux dessus, voyez votre peur comme ayant une double utilité, celle de vous rendre service même si elle n'est pas agréable. Faire le choix d'utiliser votre peur comme un moteur vous aide à transformer votre regard sur les événements.

Ainsi, vous pourrez continuer d'avancer sans être envahi par vos peurs.

IV. LA TENSION GÉNÉRÉE PAR LA PEUR

La peur génère une tension dans le corps. C'est la réaction à la peur et conséquemment à la volonté de contrôle qui provoque cette tension. Accepter que la peur soit là, c'est reconnaître que vous êtes en résistance. Étrangement, cette simple reconnaissance de votre résistance permet une première détente intérieure.

Ainsi, la réaction que vous avez face à une peur (consciente ou non) crée une tension et cette tension génère une résistance au lâcher-prise. La peur vous dit « tiens bon, ne lâche rien ». C'est là tout le problème, puisque justement, c'est dans ces moments-là qu'il faudrait lâcher la pression et se dire « J'ai peur mais laissons faire pour voir... ».

Faisons alors le chemin inverse :
Vous vous rendez compte que vous n'arrivez pas à lâcher prise sur quelque chose. Vous allez alors reconnaître que vous êtes en train de contrôler quelque chose. Peu importe ce que c'est, la question n'est pas de savoir ce

que vous contrôlez dans l'immédiat. Reconnaissez simplement que vous contrôlez quelque chose. Alors dites-vous que si vous contrôlez, vous avez donc en vous une peur. Peu importe la peur, là encore la question n'est pas de savoir ce qui vous fait peur, pas pour le moment, mais simplement de prendre conscience du processus interne qui est en place. Alors vous reconnaissez que vous avez peur et vous comprenez que c'est parce que vous avez une peur que vous vous mettez en tension et en résistance à l'avancée des choses.

Imaginez maintenant ce que vous feriez si vous n'aviez pas peur du tout. ***Si aucune tension n'était présente en vous, aucune résistance, aucune peur, que feriez-vous ?***

Voyez comme la respiration change, le corps et les épaules se détendent, le plexus solaire s'expanse et les idées deviennent plus claires. Effectivement, souvent lorsqu'on se demande ce qu'on ferait si nous n'avions pas peur, on se rend compte qu'on agirait différemment. Donc, qu'on se remettrait en mouvement, en avancée, en confiance.

Voyant que vous feriez les choses différemment, de nouveaux choix vous viennent à l'esprit. **Quels sont ces choix ?**

Lorsque vous en êtes à énoncer les choix différents que vous feriez, vous avez déjà franchi une étape incroyable. En effet, vous avez cessé de bloquer le cours des énergies et vous avez traversé votre peur. Vous êtes en train de laisser les choses se dérouler enfin.

On voit bien que pour certains blocages, reconnaître qu'on a une peur en soi, sans chercher à connaître cette peur suffit à lâcher prise.

Je raconte souvent en atelier la métaphore de la fourmi afin de ramener à la confiance.

Si vous attrapez une fourmi dans votre main et que vous souhaitez absolument la garder dans votre main, alors vous enfermez la fourmi, poing serré, et, de fait, elle prend peur. Elle va donc chercher à s'enfuir par tous les moyens et par tous les petits trous que les plis de vos doigts laisseront ouverts. Vous tentez de contrôler la fourmi afin qu'elle reste dans votre main.

En revanche, si vous laissez votre main ouverte, vous constaterez que la fourmi s'y promène partout sans en partir, sans chercher à s'enfuir. Elle reste libre de ses mouvements tout en restant près de vous. Vous acceptez la possibilité qu'elle vous échappe, vous la laissez libre et cette confiance vous permet de vivre l'expérience dans le lâcher-prise et le plaisir de ce qui Est, tant que cela Est. Finalement, le plaisir d'avoir eu une fourmi dans la main aura été plus long et plus serein tant que la main aura été ouverte plutôt que fermée.

Pour cela, il vous a suffi d'accepter l'idée que ce n'est pas à vous de décider comment les choses vont se dérouler, mais de profiter de l'instant qui vous était offert de vivre ce moment. Peu importe sa durée. Vous étiez alors détendu et dans le plaisir de l'instant présent.

Imaginez maintenant que votre problème est cette fourmi. Si vous cherchez à contrôler votre problème, il va vous échapper, ou plus précisément, la solution va vous échapper. Trop concentré à contrôler ce qui se passe, l'espace d'ouverture vers une solution ne peut être entrevu. Mais si vous ouvrez la main vers le ciel et que vous l'offrez à ce qui est ici et maintenant, comme si vous l'offriez à l'Univers en cadeau, alors il va pouvoir s'ouvrir, évoluer, se montrer à vous. Là, il vous appartient de le regarder sous tous les angles possibles, de l'observer sans jugement, afin de permettre à votre esprit libre de tensions de s'ouvrir à une solution possible.

Si vous fermez votre poing autour de votre problème, vous ne le voyez plus, mais ce qui reste en vous c'est le souvenir d'un amas de choses agglomérées que vous tenez bien fort et qui vous alourdit, qui même peut vous faire mal.

Ouvrez la main, regardez ce qui est là, sous toutes les coutures, et voyez comme vous pouvez soit le nourrir, soit le faire disparaître.

Imaginez votre problème dans votre main. Respirez et ouvrez la main vers le ciel. Que se passe-t'il ? Est-ce que le problème a disparu ? Non. Il est toujours là. Mais il n'est plus enfermé en vous, il est à l'air libre. Toutefois, est-ce que vous ne vous sentez pas plus serein et détendu ainsi plutôt que le poing serré dessus, mâchoires tendues et en train de penser à votre souci sans le regarder, en vous disant à quel point il était énorme et insoluble ? Lorsque vous le visualisez dans votre main ouverte vers le ciel, il semble beaucoup plus léger et surmontable n'est-ce pas ?

Sur des choses peu importantes, il y a des petites astuces de ce genre qui aident à lâcher prise. Une que j'aime beaucoup donner est : **la boîte à l'Univers**.

Trouvez-vous ou fabriquez-vous une jolie boîte. Une boîte à chaussure que vous décorerez ou une belle boîte que vous achèterez. Cette boîte est faite pour accueillir tous vos soucis. Chaque fois que vous aurez un problème qui vous restera en tête et que vous aimeriez lâcher, vous allez l'écrire sur un morceau de papier, vous le décrirez succinctement, puis vous plierez le papier et vous le mettrez dans la boîte à l'Univers.

Votre intention à ce moment-là est que : vous avez fait tout ce que vous pouviez , désormais, c'est à l'Univers de faire le reste et de vous aider. Une fois ce papier dans la boîte, vous n'y pensez plus, vous ne le relirez pas, il est comme offert à quelqu'un d'autre, il ne vous appartient plus et disparaît de votre tête.

C'est souvent très efficace pour les petites choses qui nous encombrent l'esprit auxquelles on n'a plus besoin de penser mais qu'on a tendance à ressasser sans raison réelle.

Une autre possibilité est : **le caillou magique**.

Il suffit de matérialiser votre souci dans un petit caillou que vous allez ramasser sur un chemin ou sur une plage. Vous allez le prendre dans la main et lui insuffler l'énergie de votre blocage. Une fois que c'est fait, vous allez simplement jeter le caillou loin de vous, ou le poser auprès d'un arbre et l'offrir à la nature afin que celle-ci le transforme et vous aide à trouver une solution ou un apaisement. Vous pouvez également l'enterrer, le donner aux vagues de l'océan, à un cours d'eau, etc.

Ces petites techniques sont des aides immédiates et simples qui fonctionnent bien car elles envoient une information essentielle au cerveau et au mental qui est : « *maintenant, ce problème ne m'appartient plus, quelqu'un d'autre va s'en occuper.* » Ainsi, vous déléguez la tâche à l'Univers ou à la nature.

Le mental est un adulte consciencieux, il veut toujours faire au mieux, aussi il restera sur un problème aussi longtemps qu'il n'aura pas la solution. Il a donc besoin de cette information qui lui donne l'autorisation de passer à autre chose, que ce n'est plus à lui de s'occuper de cela.

Alors il envoie l'information au reste du corps : *« C'est ok, tout va bien, ce problème est géré, on peut se détendre ! »*

V. JE NOURRIS CE QUE JE RETIENS

Neale Donald Walch le disait très bien : *« Ce à quoi je résiste persiste, ce que je laisse aller disparaît »*

En d'autres termes, plus vous restez focalisé sur une problématique, plus vous la faites perdurer. Car votre attention figée sur le problème nourrit sans cesse la force et l'énergie de ce problème.

C'est le principe du motard. Lorsque vous faites de la moto, ce qui conduit vraiment le véhicule ce sont vos yeux. La moto va là où vous regardez. Regardez la route et elle suivra la route, regardez le fossé et elle ira dans le fossé. L'interaction entre le regard et la moto est facile à comprendre.

Votre attention dirige votre intention qui elle-même dirige vos actions. Si votre attention est portée sur un problème, votre intention est mobilisée sur ce problème, le corps met alors en place des actions afin de se confronter au problème que cherche à atteindre l'intention.

Lorsque vous mobilisez votre attention sur une difficulté, vous la regardez. En restant le regard fixé sur elle, votre énergie se concentre sur le fait qu'elle existe. Plus vous vous la regardez et plus vous la nourrissez. La solution est ailleurs que sur le problème, pour voir émerger la solution, il va falloir lâcher le problème, poser vos yeux et votre attention ailleurs.

Souvent, le remède est juste à côté du poison. Le plantain pousse tout près des orties... Il suffit alors de décaler son regard, son attention et son intention ailleurs que sur le problème et le remède apparaîtra.

Le plus difficile étant d'accepter que le temps soit différent de l'attente que l'on a, car l'impatience est la pire ennemie du lâcher-prise. Lorsqu'enfin vous décidez de laisser émerger la solution vous devez aussi accepter qu'elle fasse son apparition au moment propice et non au moment où vous l'avez décidé. Cela implique la Foi, celle que l'Univers vous a entendu, il va répondre sans aucun doute possible à votre demande, mais quand toutes les énergies seront réunies pour qu'à la fois vous perceviez le dénouement, mais aussi que chaque énergie de la situation puisse trouver sa juste place.

Regarder ailleurs avec la foi que tout est déjà résolu et laisser à cette énergie libre le temps de se créer à la perfection, voilà ce qu'est le lâcher-prise.

VI. S’ÉCOUTER SANS S’ÉTOUFFER

Tout contrôler est une réaction normale commandée par la peur de ne pas savoir gérer. C'est donc le signe interne d'un manque de confiance en soi. Si vous aviez totalement confiance en vous, vous n'auriez pas peur d'être surpris par la vie de quelque manière que ce soit (positive ou négative). Vous auriez en vous cette confiance, cette certitude que quoi qu'il arrive vous pourrez compter sur vous-même, vous saurez agir et réagir avec calme, sérénité et efficacité.

Chercher à contrôler, à anticiper, c'est refuser de se faire confiance ce qui montre un manque d'amour envers soi-même. Mais ce refus de lâcher-prise habituel c'est aussi un frein à votre écoute intérieure et à votre intuition. En effet, votre énergie étant occupée à ruminer une situation pour lui trouver une issue, vous n'êtes plus à l'écoute de vos idées, vous cherchez, fouillez dans vos connaissances, vos expériences, vos possibilités concrètes, tout en sachant que vous ne trouverez probablement rien ou que c'est perdu d'avance. Pourtant, vous restez accrochés à cet espoir d'une idée qui vous sauvera de cette situation. Hélas, c'est parce que vous vous êtes focalisés sur la recherche de solution que la solution ne peut venir à vous.

L'intuition, les messages de l'Univers, les signes vous arrivent lorsque l'esprit est relâché, serein, ouvert. Pour que jaillisse la solution à un problème ou que se résolve une situation fermée, il vous faut passer à autre chose, lâcher prise.

Voyez comme la vie vous donne chaque jour des exemples de focalisation extrême : *un matin, j'étais en retard et très occupée à dénouer les lacets des chaussures de mes enfants. Je DEVAIS les dénouer en moins de 3 minutes pour ne pas risquer d'être en retard ! J'étais si concentrée que je n'ai pas entendu mon fils me parler. Ce n'est que lorsqu'il a crié « MAMAN ! Ça fait 5 fois que je t'appelle » que j'ai relevé la tête. Je n'étais plus disponible pour autre chose que pour ces lacets à dénouer*. C'est exactement ce qu'il se passe lorsqu'une situation vous occupe la tête, l'Univers peut essayer de vous chuchoter des idées et des intuitions, vous envoyer des signes et des ressentis, vous passerez complètement à côté.

Lâcher prise est une forme de deuil, car il s'agit d'accepter de laisser mourir en soi cette part de nous qui veut « sauver » la situation ou les autres autour de nous. Savoir se dire « ce n'est pas mon rôle » ou « il y a une raison à cela » ou « voyons comment cela va évoluer » c'est accepter de mourir un peu. Il y a une forme de fierté à retirer du contrôle des événements, l'égo aime être son propre héros et fait en sorte d'avoir toujours raison afin d'être fier de lui et de s'aimer égotiquement. En nous est ancrée l'idée que la fierté ne peut se ressentir qu'après avoir fait quelque chose, posé une action, porté un acte fort et que l'on estime être une réussite. Pourtant, si vous apprenez à devenir fier de ne pas agir quand vous savez que c'est injuste ou inutile et que vous faites le deuil du sauveur en vous, ce sentiment de réussite grandira chaque jour. Devenez fier d'avoir lâché prise, d'avoir su vous tenir en retrait, d'avoir simplement observé au lieu de vous épuiser pour rien, etc.

Ainsi, vous libérerez de l'espace pour vos intuitions et parce que vous aurez pris de la distance avec la situation, vous vous sentirez mieux connecté à vous-même. Car c'est se faire affront que de résister à ce qui vit en soi pour tenter de contrôler quelque chose d'extérieur à soi.

Il faut parfois savoir poser un acte de Foi et lâcher prise en est un.

Je me souviens de ce jour où je devais partir à Belgrade avec un ami. J'avais acheté les billets et réservé l'hôtel. 3 semaines avant le départ, mon ami me dit que finalement il ne peut pas venir. Je ne panique pas tout de suite, je commence par regarder si je peux annuler les billets. Mais ceux que j'avais réservés n'étaient ni échangeables, ni remboursables. Je me suis dit que ce n'était pas grave, je pouvais proposer à une autre amie de venir avec moi. J'ai donc proposé à une amie de m'accompagner, mais elle ne pouvait pas. C'est là que j'ai commencé à paniquer et à chercher dans tous les sens une solution sans écouter ce qui se passait en moi. Pourtant, lorsque mon amie m'a dit non, au fond de moi vibrait une corde qui disait à peu près « ne t'inquiète pas tout ça se résoudra tout seul, laisse faire ». Mais je n'ai pas écouté. Je voulais absolument résoudre ce souci et le résoudre immédiatement, comme un caprice. J'ai donc demandé à ma mère de m'accompagner, mais elle ne pouvait pas, puis, j'ai demandé à ma sœur qui ne pouvait pas non plus... J'ai donc appelé la compagnie pour essayer de changer la date ou de me faire rembourser. Mais rien, absolument rien n'était possible. À ce moment-là, il a fallu que je commence à faire le deuil de ce voyage, mais surtout des 350 euros que j'avais dépensés pour cette semaine de vacances. Les jours ont passé et j'y pensais constamment. Un matin, je me suis dit, ok, tant pis. Il y a sûrement une raison pour que je perde cet argent aussi bêtement, un jour, peut-être je comprendrai…

J'avais enfin lâché.

2 jours plus tard, je recevais un mail de la compagnie aérienne qui me disait que le vol avait été annulé et qu'en conséquence ils me remboursaient mon voyage en s'excusant de ne pouvoir assurer leurs engagements.

Ce jour-là, je n'y croyais pas, j'ai appelé la compagnie pour être sûre et oui, effectivement, ils m'ont tout remboursé. Bien entendu j'étais très heureuse de récupérer mes économies, mais j'étais aussi épatée de voir comme le simple fait de lâcher prise pouvait enclencher des situations improbables pour réguler l'énergie.

Voilà pourquoi je vous parle d'acte de Foi, de deuil et d'écoute de soi.

Que se serait-il passé si j'avais lâché prise dès le départ ? Nous ne le saurons jamais.
L'annulation aurait-elle eu lieu si j'avais continué à m'acharner sur la compagnie aérienne ? Nous ne le saurons jamais.
Mais ce dont je suis sûre c'est que j'ai énormément aimé ce calme en moi lorsque j'ai accepté la situation telle qu'elle était. Et rien que pour la paix que l'on se fait dans le coeur lorsqu'on lâche prise, je pense que s'autoriser à moins de contrôle est indispensable.

VII. COMPRENDRE LE FONCTIONNEMENT HUMAIN

Si on est un minimum honnête avec soi-même on se rend compte qu'une habitude nous tient tous : celle de s'inquiéter sans cesse, pour tout, tout le temps.

Nous aimons nous inquiéter. C'est une de nos activités mentale préférée. Car être inquiet nous occupe l'esprit. Nous nous sentons occupés, donc importants, vivants. C'est une déformation, évidemment, car nous préférons bien sûr penser à des choses agréables, mais l'état de bien-être intérieur et de confiance n'a pas été valorisé depuis notre enfance, aussi nous avons suivi le pas de nos ancêtres, à savoir ruminer, se soucier, s'inquiéter.

Il n'y a pas de mal à cela, nous ne sommes pas là pour juger de ce qui est bien ou mal. Toutefois, si vous ressentez de l'inconfort à sans cesse penser à des choses sur lesquelles vous pourriez lâcher-prise alors il est temps de transformer cette habitude néfaste.

S'inquiéter est devenu chose acquise par la répétition du schéma de pensée de nos parents, amis et autres mentors dans la société. Par mimétisme, nous nous sommes laissés aller à cette pratique. D'ailleurs, il est ancré en nous l'idée que quelqu'un qui ne s'inquiète pas lors de la survenue d'un événement est quelqu'un d'inconscient et d'insouciant, même si cette personne ne peut rien faire pour en changer le cours. Ainsi, s'inquiéter c'est être sérieux et responsable aux yeux de la société.

Pourtant, à y regarder de plus près, ce n'est qu'un choix personnel. Car seul celui qui vit les événements sera touché par celui-ci. Si l'événement qui survient ne peut être changé, s'inquiéter ne résoudra rien, ne changera rien, et ne fera qu'ajouter une pression interne, un mal-être supplémentaire à ce qui est vécu. C'est une forme de double peine que chacun s'inflige pour avoir l'air sérieux.

Mais que voulez-vous vraiment ? Avoir l'air sérieux ou être serein et joyeux ?

De plus, vous inquiéter vous fait croire (ou du moins fait croire à votre mental) que vous êtes actif. Pendant que vous vous inquiétez, que vous ruminez, que vous croyez chercher des solutions à un problème sur lequel vous n'avez pas de prise, votre cerveau, votre mental et votre corps travaillent. Vous n'avez pas l'impression de ne rien faire. Ainsi vous répondez encore à cette injonction de société qui dit que l'oisiveté est un péché et que seuls ceux qui sont actifs sont importants.

Tout ceci vous ramène à votre peur de ne pas exister aux yeux du monde qui vous entoure.

Et plus encore ! Lorsque vous vous inquiétez et que vous réfléchissez à outrance sans trouver de solutions au lieu de lâcher prise et de vous faire plaisir, vous envoyez le signal à votre entourage que vous n'allez pas bien.

Signal qui amène une réponse d'attention de vos proches qui s'occupent de vous, s'intéressent à vous, voire même : s'inquiètent pour vous ! Inquiétude qui va, à eux aussi, leur donner la possibilité de devenir sérieux, actifs et source d'attention... la boucle est bouclée !

Au fond, tout ce que chacun cherche dans ce fonctionnement, c'est la douceur, l'empathie et la reconnaissance que ce que vous vivez à cet instant est difficile pour vous. Or, si vous cherchez cette reconnaissance et cette empathie à l'extérieur de vous, dans votre entourage, c'est que vous vous la refusez. Vous refusez de prendre la responsabilité de votre bonheur en voulant l'aide et le soutien extérieur de vos conjoints, amis et parents.

Voilà pourquoi je dis toujours que s'inquiéter est un choix. Un choix devenu habituel et inconscient, mais un choix tout de même.

Et si vous faisiez un autre choix ? Un autre

choix que le stress, la peur ou le blocage que génère votre volonté de contrôle ?

Avant de poursuivre vos habitudes afin de les changer, je peux commencer par vous poser une question très simple afin de faire l'état des lieux et voir si vous êtes entrés dans la phase du « plaisir à souffrir ». La question est : **Là, au stade où vous en êtes, avez-vous fait tout ce qui était à faire pour changer la situation ou reste t'il encore une action qui pourrait modifier les choses ?**

Cette question est importante puisqu'elle permet à l'esprit de prendre conscience que si tout a été fait et que vous continuez à vous inquiéter alors c'est que vous avez envie de vous faire souffrir. En prenant conscience que vous ne pouvez plus rien faire pour changer les choses, vous vous donnez le droit de lâcher-prise totalement et sans culpabilité.

S'il reste des choses à faire, des possibilités envisageables alors faites ce qu'il faut. Mais si la réponse est que plus rien ne peut être changé, alors lâchez tout et « Alea Jacta Est » !

VIII. LE POSITIF À SOUFFRIR

J'en ai longuement parlé dans mon précédent livre « Blocages émotionnels, apprendre à les gérer » : il existe toujours un aspect positif de nos difficultés.

Il peut parfois être difficile d'entendre ce que je vais dire, surtout lorsque l'on est en résistance face à ce qui s'exprime en soi. Pour autant, rappelez-vous que tout ce qui advient, même si vous souhaitiez autre chose, advient afin de vous montrer qui vous êtes, de vous faire évoluer, de vous apprendre à grandir en conscience. Certaines choses sont certes difficiles à passer, mais il y a toujours un autre regard à porter afin d'en adoucir la rugosité et d'en comprendre le sens pour évoluer et avancer dans votre vie.

Refuser de comprendre cela, de poursuivre sa route, c'est **choisir** de souffrir, par plaisir de souffrir, par entêtement dans le refus de la vie, par choix de stagner voire même par complaisance à se rouler en boule dans son malheur.

Il y a tant à apprendre de vos expériences, sur vous-même, sur le monde, sur la vie en général... Ayez le courage d'aller regarder au-delà de votre volonté et de votre souffrance. Car la vie ne vous amène jamais de situations que vous ne pouvez dépasser, gérer et comprendre. Le principe de la vie, du souffle de vie est de vous grandir, de vous développer et d'évoluer dans votre conscience des choses. Aussi peu importe pour la vie ou l'âme le temps que vous mettrez à comprendre et à évoluer, ce qui compte c'est de choisir de le faire, d'avancer pour soi et de faire confiance à l'Univers. Car traverser un orage en chantant sera toujours plus agréable que de le traverser en pleurant ou en râlant.

Comprenez bien que dans mes propos, je ne jugerais jamais quiconque pleurera ou râlera sur un événement contrariant qu'il pourrait vivre, car moi-même, comme tout être humain émotionnel, j'ai mes moments de grand contrôle et de refus de lâcher prise. Ce qui compte c'est de le voir en s'observant et de trouver le courage de dire stop pour continuer d'avancer.

Nous sommes des êtres complexes, affublés de notre mental, de notre égo, de notre personnalité, de nos filtres, de nos résistances, de nos désirs, de nos peurs, de notre âme, de notre intuition, etc. Il est parfois compliqué de faire le tri et de simplement laisser aller ce qui doit et vivre le cœur ouvert. Mais la vie vous a doté de la volonté, celle qui est le choix de voler (Volonté c'est Voluntas, qui vient de volens et de volo,qui veut dire choisir, désirer, proche de volucris qui veut dire oiseau)
Votre volonté vous aide à choisir de voler, de prendre un tournant.

Justement lâcher prise c'est s'autoriser à voler, à planer au gré des courants, à se laisser porter par les masses d'air que l'Univers vous envoie comme un rapace dans le ciel d'été.

Voir en soi de façon honnête permet une véritable détente physique et émotionnelle. Là encore, sans juger, accepter son propre rythme est essentiel. Vous savez faire preuve d'indulgence envers les autres, adultes ou enfants, afin que leur apprentissage se fasse à leur rythme, il en va de même pour vous. L'exercice que je vous propose maintenant doit être fait avec cette indulgence du cœur ; lorsque vous voyez vos failles, vos distorsions, ne culpabilisez pas, ne forcez pas, soyez simplement doux et patient avec vous-même, car lorsque l'esprit prend conscience qu'il ralentit sa propre évolution, il fait en sorte de se transformer pour changer et évoluer. Aussi, sans forcer les choses, sans vous faire violence, regardez simplement ce qui ce passe, mettez-le en parallèle avec ce que vous désirez et laissez-vous le temps de vous modifier en profondeur. Vous serez l'impulsion du mouvement d'évolution, et les énergies de changement qui seront ainsi insufflées, vous aideront dans votre évolution au cœur de la matière.

Voici l'exercice qui vous y aidera. Sur une feuille de papier, notez votre problématique. Puis, listez toutes les qualités que ce problème possède, notez ce que cette situation vous apporte de positif. Même si ce positif vous semble absurde ou insignifiant, notez-le quand même, car voir ce que cela vous apporte vous permet de changer les choses. En face de chaque phrase notée, inscrivez si vous souhaitez encore conserver cela. Si c'est non, alors à voix haute exprimer votre désir de stopper cette façon de fonctionner et demandez à votre âme, votre corps et votre énergie, de faire en sorte que le changement s'intègre en vous.

Lorsqu'on désire changer, passer un blocage ou aller de l'avant, souvent une grande impatience s'empare de nous. Si le changement n’est pas radical, on a tendance à se décourager, à abandonner nos efforts pour devenir quelqu'un d'autre. Notre impatience est un grand ennemi. Pourtant nous oublions que tout apprentissage prend du temps. Le temps énergétique n'est pas le même que le temps physique. Lorsqu'une information de changement énergétique est envoyée, elle s'active instantanément. Toutefois, le temps d'intégration physique, lui est plus long. Et nous avons tendance à l'ignorer. Certes, le déblocage sera effectif dans l'énergie, mais le corps a pris ses habitudes, ses travers, ses marques et l'énergie devra progressivement s'intégrer, être digérée, afin d'opérer progressivement un changement réel. C'est un peu comme lorsqu'on mange ; la sensation de faim nous pousse à changer d'activité pour se mettre à table. Le repas une fois en bouche, le corps mettra 20 minutes à envoyer au cerveau la sensation de satiété. Ainsi, 20 minutes après avoir mangé, nous n'avons plus faim. Ce temps est assez court. Pour autant, le corps lui, va mettre près de 7 heures à véritablement intégrer, digérer, assimiler la nourriture de ce repas. Ce temps est incompressible, car il est matériellement ce dont l'estomac et les intestins ont besoin pour faire leur travail.

Lors d'un déblocage ou d'un lâcher-prise c'est exactement la même chose. L'énergie se restructure immédiatement, ce qui est un temps court, mais l'intégration de cette nouvelle énergie, elle, prend un temps matériel et physique plus long.

Il arrive donc souvent ceci : Vous arrivez à lâcher-prise, puis 2 jours ou 10 jours se passent et vous ne voyez pas encore vraiment de différence à votre situation. Alors, vous vous agacez et vous reprenez vos prises de tête. Cette action simple coupe l'énergie de changement qui était en cours et fait un revirement dans le principe d'intégration. Rallongeant encore le temps nécessaire à votre évolution.

Puis, une autre étape vient alors se greffer, celle du temps de reconnaissance que le changement est enfin effectif. Un peu comme lors d'un régime. Lors d'un régime pour maigrir ou pour grossir, il faut 3 mois au cerveau pour voir réellement le changement qui a eu lieu physiquement. La mémoire de la forme du corps est plus longue à changer que le corps lui-même. Il en va de même pour la reconnaissance du chemin parcouru et des changements d'habitudes, il vous faudra un certain temps avant de reconnaître que vous avez bel et bien changé.

Ainsi pour tout changement, gardez toujours en tête que même si l'intention et l'énergie que vous vous apportez sont à effet immédiat, le corps mettra quelques semaines à intégrer ce changement comme effectif, puis vous mettrez encore quelques semaines à reconnaître que l'étape est enfin franchie.

Voilà pourquoi lorsque vous devez lâcher prise, il faut le faire vraiment, et ne plus revenir dessus afin de laisser au processus son temps complet d'intégration.

Ce temps est variable selon le poids du blocage et les résistances en vous. Mais de manière globale, on dit qu'il faut 21 jours pour changer une habitude, aussi, il est bon de ne pas revenir sur vos problématiques pendant au moins 1 mois afin de laisser le temps aux énergies de faire le parcours physique qui vous permettra de voir réellement les modifications en vous.

IX. LÂCHER PRISE AU QUOTIDIEN : LE F.O.G

La technique du F.O.G a été mise en place par une psychothérapeute, Susan Forward, qui travaillait sur les techniques mentales de conditionnement utilisées par les manipulateurs afin de soumettre leurs « victimes ». Elle a mis à jour ce processus dynamique de contrôle mental et lorsque j'en ai entendu parler, j'ai compris que nous étions nos propres manipulateurs. Le mental employant ces mêmes outils afin de nous maintenir dans un schéma qui oriente nos actes sans nous en sortir véritablement.

FOG veut dire brouillard. C'est l'idée que notre esprit est aveugle et embrouillé par des valeurs et des notions que nous entretenons. Ces valeurs sont souvent issues de notre éducation et nous avons beaucoup de mal à en sortir pour lâcher prise et s'autoriser à vivre.

FEAR (Peur)
OBLIGATIONS (Obligations)
GUILT (Culpabilité)

En français, nous pourrions le traduire par P.O.C qui signifie : Peur, Obligations et Culpabilité.

Ces 3 éléments sont les clés essentielles à travailler afin de véritablement laisser le contrôle. Ces 3 éléments fonctionnent mentalement par la menace. La peur vous bloque au niveau du ventre en vous donnant l'injonction de survie, c'est-à-dire que lorsque vous avez peur de faire quelque chose, s'éveille en vous la peur de la mort, mort symbolique souvent, mais qui vous retient de changer les choses. Les obligations vous bloquent au niveau physique, dans l'action de faire autrement que comme vous avez toujours fait. Cette injonction devenue inconsciente est souvent en lien avec la société, le regard de l'autre, elle bloque le mouvement du corps à changer de direction et se loge donc la plupart du temps dans le bassin et les hanches. La culpabilité vous bloque au niveau émotionnel, elle prend sa puissance dans la gorge, les épaules, parfois jusqu'à la tête. C'est un blocage mental qui vous retient de mettre en action vos pensées et vos envies.

On voit donc que l'on peut être bloqué à 3 niveaux différents : Le haut (tête, gorge, épaules), le centre (plexus, ventre) et le bas (bassin, hanches). Lorsque le conditionnement est complet, il va falloir travailler sur les 3 niveaux, progressivement.

A. LA PEUR

Accueillir la peur est la première chose à faire lorsqu'une volonté de changement se présente. Repérez que la peur est présente et reconnaissez-la comme faisant partie de vous, comme étant normale.

Toutefois, il existe 2 types de peurs. Les peurs réelles et les peurs fictives. Les peurs réelles sont les peurs que vous avez déjà vécues, celles qui ont été ancrées en vous par l'expérience et que vous ne souhaitez pas voir recommencer. En revanche, les peurs fictives sont toutes celles que votre esprit invente, c'est-à-dire les réactions « possibles » mais non expérimentées, vécues par d'autres, racontées, potentielles, imaginées.

Pour l'esprit, l'intensité d'une peur réelle ou fictive est la même, il ne fait pas la distinction entre ces deux types de peur. Aussi, votre peur est réellement ressentie. Il ne s'agit donc pas de chercher à minimiser la peur. La logique et le mental n'ont pas de prise sur la construction de peur de l'imagination. La raison en est simple : l'imagination construit un film, écrit un scénario, brode une histoire. Que ce scénario ait été vécu ou non ne change rien. La seule véritable différence qui existe est que lorsque le scénario vous montre quelque chose que vous avez vécu, votre peur déclenche le souvenir de la souffrance que vous avez ressentie et appuie donc sur votre **volonté** de ne plus le revivre.

Par contre, le film qui se déroule et que vous n'avez pas vécu, active une autre forme de peur, celle de l'**ignorance.** L'ignorance vient activer l'égo, la survie, par une alarme de « danger potentiel à éviter » car ne sachant pas comment la souffrance serait vécue, la survie envoie l'information de ne pas l'expérimenter. Cette peur active donc la **prudence** en vous.

Tout en nous est programmé pour survivre, aussi, l'égo et le mental préféreront toujours l'inaction et l'ignorance à l'expérience et à la « potentielle » souffrance. Car pour survivre, il faut envisager le bon et le mauvais. Si le mauvais semble surpasser le bon, nous nous détournons.

Notre principal souci est que nous nous arrêtons au mauvais sans explorer réellement le bon qui pourrait contrebalancer les choses.

Mais alors comment sortir de cela ?

Suivant ce raisonnement, tout ce qui va être de l'ordre de la peur fictive, pourra être rééquilibré grâce à 2 facteurs :

°° Puisqu'elle regarde le mauvais, il sera de votre devoir d'aller également explorer les différents scénarii positifs et joyeux possibles. Cela vous permettra de commencer à rééquilibrer la balance du choix.

°° Enfin, la peur fictive activant la prudence et non la volonté, vous pourrez appuyer votre choix par la volonté d'activer les choses.

En ce qui concerne la peur réelle, vous aurez beaucoup plus de mal à compter sur votre volonté puisque justement c'est elle qui est mise à mal. Il s'agira alors de travailler main dans la main avec votre mental, en adulte, afin de vous rassurer sur le fait que l'expérience passée vous rend plus conscient, plus fort, moins naïf et qu'ainsi, les événements ne pourront se reproduire car ils seront gérés différemment.

Pour aller encore plus en profondeur, pensez à regarder le côté positif de l'expérience. Il ne s'agit pas de positiver naïvement en occultant les émotions, mais bien de retirer une première leçon positive de ce que cela vous a apporté de bon malgré la peur.

Une fois ceci posé, ne vous attendez pas à ne plus avoir peur, vous ne pouvez pas écraser la peur, vous pouvez seulement choisir d'avancer avec elle, en conscience afin de la traverser et non de la refouler en force.

Car lutter contre la peur est lutter contre soi-même. Se mettre en guerre contre soi, c'est perdre de l'énergie, devenir son propre ennemi, ce qui est le meilleur moyen de faire n'importe quoi.

Comme dit l'Univers : « Tremble, mais avance » ce qui veut dire, oui, vous avez peur, oui, c'est normal, oui, allez-y quand même car l'expérience sera toujours plus riche que l'abandon.

Je vous invite donc à lister vos peurs, toutes vos peurs dans un premier temps, celles qui vous empêchent de lâcher prise. Puis, à désigner celles qui sont réelles et celles qui sont fictives.

Lorsque vous avez votre liste, allez voir en quoi cette peur est utile. Quelle est l'utilité de ce qui vous bloque à ce stade ? La peur a toujours une utilité (au-delà de la survie) elle vient vous parler de vous, vous raconter votre façon de percevoir le monde, de penser les choses qui vous entourent. Cela va vous permettre de voir si cette peur vous appartient réellement ou si elle a été rapportée par quelqu'un de votre entourage. Il s'agit donc d'être honnête avec vous-même, ne pas vous mentir est une preuve de votre désir de changement et d'évolution.

Enfin, demandez-vous si vous souhaitez traverser cette peur. Si vous ne vous sentez pas capable de la dépasser, alors attendez, laissez faire le temps, car savoir respecter son rythme d'évolution c'est savoir s'écouter et se respecter. Soyez donc indulgents mais fixez-vous un délai. À côté de cette peur que vous ne pouvez encore dépasser, notez dans combien de temps vous pensez pouvoir la traverser. Rien ne certifie que vous pourrez respecter ce délai et ce n'est pas grave, ce qui est important pour votre esprit est de poser une date, de fixer une notion de temps. Car se donner du temps pour évoluer sans se fixer de date, c'est s'autoriser à abandonner définitivement.

Or, dans ce cas, il ne s'agit pas d'abandonner, mais bien de s'autoriser à prendre le temps de changer. En fixant un délai, vous fixez en fait un temps de travail à votre mental pour qu'il trouve le courage et les moyens de véritablement traverser la peur. Vous installez de cette façon une sorte de programme interne qui commence à dénouer les fils de la peur pour ouvrir la voie au changement à la date prévue. Ce programme interne est une forme d'autorisation que vous donnez à l'Univers afin qu'il vous aide pas à pas, par des paroles, des films, des rêves ou des expériences à comprendre que vous êtes capable de traverser cette peur.

A contrario, si vous vous sentez dès maintenant prêt à avancer malgré cette peur, à la dépasser, alors barrez là de la liste et passez à la suivante. Ainsi, vous donnez à votre énergie l'information que cette peur n'existe plus elle est déjà intégrée.

B. LES OBLIGATIONS

Certaines obligations que nous nous fixons sont des freins au lâcher-prise. Et nous avons tous de multiples obligations qui conditionnent notre façon de voir et de gérer nos actions et nos mouvements.

Ces obligations sont nombreuses car nous avons une facilité déconcertante à nous en ajouter toujours plus. Au-delà des obligations de la société, nous ajoutons nos obligations émotionnelles et personnelles issues de notre éducation, de nos croyances et de nos expériences.

Il est beaucoup plus difficile de contourner une obligation que de traverser une peur. Aussi étrange que cela semble, c'est pourtant le constat que j'ai pu faire lors de mes entretiens avec mes patients.

En effet, les obligations sont d'ordre physique

et matériel, elles nécessitent un changement pointu et minutieux afin d'opérer une transition vers un mieux-être, et tout comme les peurs, il existe des obligations réelles et des obligations fictives.

Les obligations réelles sont contraignantes et souvent lourdes. En sortir demande une gestion et une organisation impliquant de la rigueur et de la volonté. La volonté seule ne suffit pas. Car elle implique un changement d'habitude préétabli et donc une reprogrammation des actes, des gestes et des pensées.

Sont de l'ordre des obligations réelles le fait de gagner de l'argent pour vivre, de devoir suivre un traitement médical, de subvenir au bien-être physique et mental de ses enfants, de s'accorder avec la loi de son pays, etc.

Ces obligations ne sont pas abrogeables, ce serait de l'inconscience et de l'ingérence que d'affirmer le contraire et ce sont des contraintes autour desquelles vous allez devoir jongler. Toutefois, elles sont rythmées ou ponctuelles et laissent une grande place à la liberté. Trouver l'envolée, l'espace entre les obligations permet d'alléger aussi les contraintes indélogeables.

Vous pouvez donc lister une fois de plus les contraintes réelles, celles auxquelles vous ne pouvez vous soustraire. Et j'insiste vraiment sur les obligations impossibles à retirer de sa vie, aussi le ménage, les repas ou les obligations ponctuelles comme appeler le plombier, passer à la poste, appeler ses parents, etc. ne sont pas à lister ici, elles font partie des contraintes fictives car modulables.

Ainsi vous vous rendrez compte qu'il existe très peu de contraintes réelles, même si leur poids dans votre vie n'est pas négligeable !

Toutes les autres obligations sont donc d'ordre fictif. Cela ne veut pas dire qu'elles n'existent pas mais elles peuvent être allégées, changées voire même supprimées. La contrainte de faire votre ménage 3 fois par semaine, le mercredi matin, le vendredi soir et le dimanche midi est une obligation que vous vous imposez avec rigidité. Il y a autant de façons de penser le ménage et de le faire que d'êtres humains sur terre : certains le font faire, d'autres le font un peu chaque jour, d'autres le font 1 fois à fond par semaine, d'autres encore le font quand ça devient vraiment sale et d'autres le font seulement quand ils en ont envie…

Bref, sans lister la totalité des possibilités, la façon dont vous fixez et vivez ces obligations fictives vous appartient, elles vous ont été dictées par la morale, la société, le « on a toujours fait comme ça », les « regards extérieurs » et « que va t'on penser de moi »

Lister toutes les obligations fictives et voyez ce qu'elles cachent comme peur. Car derrière toute obligation que l'on se met à soi-même vit une peur qui nous pousse à perpétuer ce schéma enfermant. Est-ce la peur du qu'en dira t'on ? La peur de ne pas être aimé ? De ne pas être une bonne ou une belle personne ? La peur d'être rejeté ? La peur de passer pour fou ? Etc.

Il y a de nombreuses peurs qui se cachent derrière vos contraintes et qui mises bout à bout comblent une journée sans plaisir, sans surprise, sans folie et donc sans lâcher-prise.

Ainsi, une fois listées, vous pourrez alors vous demander sur quelles obligations vous pouvez vous détendre, assouplir le rythme ou la tension que vous y mettez, voire même lesquelles vous pourriez complètement supprimer ? Soyez indulgents, laissez-vous du temps, il ne s'agit pas de révolutionner tout du jour au lendemain pour finalement faire machine arrière quelques semaines plus tard par découragement.

Là encore, il s'agit de remodeler vos

habitudes. Il faut entre 1 et 3 mois pour changer complètement une habitude, avec des belles victoires et des petits échecs momentanés, c'est donc vraiment votre détermination à évoluer qui vous permettra de lâcher prise progressivement sur certaines de vos habitudes d'obligations fictives.

Progressivement, avec le recul, vous verrez comme vous avez souhaité contrôler chaque minute de votre vie au lieu de simplement profiter de la vie.

C. LA CULPABILITÉ

On vit dans la peur et on accepte les obligations inutiles parce que si on lâche prise, on se sent coupable.

La culpabilité est d'une grande puissance sur vos actes et vos comportements, elle dirige votre vie en venant toucher en vous la peur de ne pas être une bonne personne. La culpabilité est une manipulation du mental qui vous tire vers le bas au niveau énergétique et vous fait mettre en place des actions de « réparation ».

Alors certes, la culpabilité n'est pas inutile lorsqu'elle vient se rappeler à la morale supérieure, lorsqu'elle se fait moteur de belles actions. Parfois, lorsque la colère vous a emporté et que le calme revient, la culpabilité que vous ressentez vous permet de voir votre part d'injustice et de corriger vos paroles ou vos actions envers ceux que vous avez blessés. Mais dans la plupart des cas, et notamment dans le cas du lâcher-prise, la culpabilité est cachée, insidieuse et surtout, elle est entretenue. Pire que tout, elle est inutile.

« Si je n'avais pas dit ceci ou cela, je n'en serais pas là aujourd'hui » : voilà comment la culpabilité vous bloque, vous fige dans le passé et vous maintient dans la volonté de contrôle. C'est justement là qu'il faut lâcher prise et faire confiance. Au lieu de rester sur des paroles dites ou non-dites qui ne pourront donc plus être enlevées ou modifiées, lâcher prise permet d'être attentif à ce qui arrive ensuite et de s'adapter à la nouvelle situation. Vous sentir coupable vous laisse dans un monde parallèle qui n'existe plus et vous rend aveugle à la nouvelle situation qui s'amorce, vous empêchant d'y participer en conscience et d'y goûter pleinement.

Combien de personnes avez-vous rencontré

dans notre vie qui se rendaient esclaves de leur culpabilité envers vous alors que vous étiez déjà passé à autre chose ?

Combien de fois avez-vous dit à des amis qui vous répétaient *« Je m'en veux tellement, je suis désolé »* et combien de fois avez-vous dit *« mais passe à autre chose, c'est réglé pour moi »*. Et cette culpabilité les pousse à faire certaines choses qu'ils ne feraient pas en temps normal s'ils ne se sentaient pas coupables. Et vous-même, combien de fois avez vous agit ainsi ou dit ces phrases ?

Cet aveuglement n'est que de la peur dissimulée. Car se sentir coupable appelle une action de réparation. Mais souvent, malgré cette action vous continuez de vous sentir coupable car vous êtes déçu de n'avoir pu exprimer le plus haut potentiel de qui vous êtes sur l'instant, sans en passer par l'expression incontrôlée de vos émotions. Or, la société dans laquelle nous vivons se plaît à jouer de notre culpabilité. Elle l'induit avant même toute possibilité d'expression personnelle. Elle se cache dans des phrases comme « si ta maison n'est pas tenue tu n'es pas une femme bien et tu ne mérites pas l'amour de ton mari », « si tu ne vaccines pas ton enfant, tu n'es pas une bonne mère, ou un bon père », « en t'autorisant à prendre du temps pour toi, tu es égoïste », « si ta femme gagne plus d'argent que toi, tu n'es pas un homme et tu ne remplis pas ton devoir de chef de clan », etc.

Nombreuses sont ces phrases entendues tout au long de votre vie qui sont imprégnées en vous et qui génèrent une culpabilité préventive, c'est-à-dire que l'action n'est même pas envisageable car vous culpabilisez avant même d'avoir entrepris quoi que ce soit.

Cette forme de culpabilité est la clé de voute de votre incapacité à lâcher-prise. Car pour vous permettre de changer, vous devez détruire les schémas préétablis par votre éducation, votre société, votre morale. Tous les schémas ne sont pas mauvais, mais ils peuvent être adaptés à qui vous êtes. C'est le principe de l'apprentissage. Lorsque vous apprenez une technique, il s'agit ensuite de l'oublier pour l'adapter à qui vous êtes, à votre personnalité.

Tous les photographes ont appris les mêmes techniques de base, mais ceux qui réussissent à avoir une véritable griffe personnelle, sont ceux qui ont adapté cette technique à leur lumière intérieure.

Les codes et les schémas inculqués, les valeurs d'éducation et de société ne dérogent pas à cette règle, elles font partie de vous, de votre culture, de votre lignée, mais pour véritablement vous sentir libre et vivre dans le lâcher-prise, vous devez adapter ces codes et ces valeurs à votre lumière intérieure, à votre être véritable.

Il va donc s'agir maintenant de reprendre la

liste des obligations et des peurs et de dénicher la culpabilité qui se cache derrière vos habitudes.

Si je décide d'écouter mon coeur, d'aller me promener plutôt que de faire la panière de linge qui m'attend depuis 3 jours, je me sens coupable car je ne remplis pas mes obligations de femme parfaite et j'ai peur qu'on me le reproche et qu'on m'aime moins.

Je vais donc renier mon désir de promenade, afin d'éviter de me sentir coupable et me donner l'illusion que l'on m'aimera plus parce que j'ai rempli une obligation fictive que personne ne m'a demandé.

Vous pourriez penser que c'est une bonne technique que de faire toutes ces obligations afin de pouvoir faire votre promenade l'esprit tranquille. Mais regardez votre journée et avec honnêteté, combien de fois par jour renoncez-vous à vos impulsions du coeur et à vos joies pour des obligations que vous pourriez transformer ? Combien de fois vous êtes-vous dit que vous irez vous promener quand vous aurez fini votre ménage, vos papiers, votre linge, etc. Et combien de fois finalement tout ceci vous a pris la journée sans que vous puissiez aller vous promener ?

Nous sommes tous conditionnés à finir nos devoirs avant d'aller jouer dehors, pourtant nous avons tous expérimenté l'évidence : nous faisons bien mieux nos devoirs lorsque nous avons joué avant, car alors, notre coeur est nourri de joies et de plaisirs.

Donc, recherchez dans chaque obligation et chaque peur fictives les culpabilités qui s'y cachent et prenez conscience de la façon dont elles vous manipulent. Puis, engagez-vous envers vous-même à changer votre façon de fonctionner en décrivant le schéma qui vous sera réellement adapté. Libérez-vous de la technique de base pour donner votre propre griffe à votre vie, laissez briller cette lumière intérieure.

X. TOUTE OCCASION EST UNE BONNE OCCASION

Souvenez-vous que ceux qui vous sont proches ne vous aiment pas pour les tâches ou les obligations que vous vous imposez, ils vous aiment pour ce qui brille en vous, votre lumière, votre différence, votre grain de folie.

Il n'y a que vous et vos peurs pour croire que vous êtes quelqu'un de bien parce que tout votre repassage est fait. Faites votre repassage quand vous avez envie de le faire ou quand l'opportunité se présente de façon légère (en écoutant une conférence, en regardant un film que vous adorez ou simplement parce que vous avez froid et que cela va vous réchauffer…) et non parce qu'il FAUT le faire avant de s'autoriser à se faire plaisir.

Personne ne vous jugera parce que vous n'avez pas été parfait(e), ceux qui vous jugent sont ceux qui voient en vous leurs propres failles et qui ne supportent pas d'y être confrontés. En connaissant vos limites, vos peurs, vos culpabilités, vous apprendrez à vous aimer et à vous respecter pour ce que vous êtes réellement. Alors l'extérieur et son jugement n'auront plus de prise sur vous.

Trouvez une meilleure définition de vous que celle de vouloir tout contrôler pour tenter d'être parfait. La perfection est une souffrance écrasante et tétanisante quand elle n'est pas utilisée comme un moteur par la joie.

S'autoriser à vivre ses désirs avant de s'occuper de ses obligations permet de laisser de la place à la vie par le jeu et la surprise. Attrapez les occasions de vie au vol et voyez comme elles vous donnent toujours le moyen de vous occuper de tout et de trouver du temps pour tout.

Ce livre étant lui aussi plein de techniques différentes, choisissez celles qui vous conviennent le mieux et adaptez-les à votre personnalité. Ce qui me correspond et que je vous transmets peut ne pas vous convenir,

modulez-le à votre lumière intérieure.
Car vous devez aussi lâcher prise sur votre volonté de lâcher prise !

Testez, expérimentez... avec le temps les habitudes changent. Prenez chaque situation, chaque expérience comme un test amusant, une occasion de voir dans quelle mesure vous arrivez à lâcher et où sont vos limites et vos résistances. Amusez-vous de vos limites et de vos résistances car elles ne sont pas éternelles, tout change, tout évolue.

Souriez-vous comme vous souririez à un enfant qui recommence 10 fois avant de réussir à nouer ses lacets, car seul l'apprentissage peut vous faire évoluer.

CONCLUSION

Même si lâcher prise est plus facile à dire qu'à faire, c'est de manière générale une détente que l'on s'accorde afin de retrouver la sérénité dans sa vie. Un esprit libre pour des idées claires.

Il est essentiel après avoir parcouru ce livre de vous souvenir que ce qui fonctionne pour moi peut ne pas fonctionner pour vous. Appropriez-vous les techniques qui fonctionnent pour vous, modifiez-en certaines pour les adapter à votre personnalité et à votre énergie. Faites-vous le cadeau du « Ha, d'accord » et souriez à la vie qui vous montre une autre voie à suivre que celle que vous avez l'habitude de parcourir.

Et par dessus tout, accordez-vous du temps, car rares sont les urgences qui en sont vraiment. Nous passons notre vie à courir après des résultats en oubliant que pour s'épanouir pleinement, une plante a besoin de plusieurs levers et couchers de soleil. La rapidité nous fait souvent faire des choix inappropriés qui par la suite, nous demandent de nous adapter à des conséquences désagréables, alors que quelques jours de réflexions auraient suffi à entendre la voix du juste en soi et à permettre une éclosion réelle des projets envisagés. Le contrôle est le résultat d'un manque de confiance mais surtout d'une impatience dangereuse.

Redevenez cet enfant qui joue, cette personne à l'écoute de votre cœur et ce pèlerin que le temps n’atteint pas.

RÉSUMÉ DES EXERCICES

1- Si aucune tension n'était présente en vous, aucune résistance, aucune peur, que feriez-vous ?

2- Voyant que vous feriez les choses différemment, de nouveaux choix vous viennent à l'esprit. Quels sont ces choix ?

3 - **la boîte à l'Univers**. Trouvez-vous ou fabriquez-vous une jolie boîte. Une boîte à chaussure que vous décorerez ou une belle boîte que vous achèterez. Cette boîte est faite pour accueillir tous vos soucis. Chaque fois que vous aurez un problème qui vous restera en tête et que vous aimerez lâcher, vous allez l'écrire sur un morceau de papier, vous le décrivez succinctement, puis vous pliez le papier et vous le mettez dans la boîte à l'Univers. Votre intention à ce moment-là est que vous avez fait tout ce que vous pouviez et que maintenant, c'est à l'Univers de faire le reste et de vous aider. Une fois ce papier dans la boîte, vous n'y pensez plus, vous ne le relirez jamais, il est comme offert

à quelqu'un d'autre, il ne vous appartient plus.

4- **le caillou magique**. Il suffit de matérialiser son souci dans un petit caillou que l'on va ramasser sur un chemin ou sur une plage. On va le prendre dans la main et lui insuffler l'énergie de notre blocage. Une fois que c'est fait, on va simplement jeter le caillou loin de soi, ou le poser auprès d'un arbre et l'offrir à la nature afin que celle-ci le transforme et nous aide à trouver une solution ou un apaisement.

5- Là, au stade où je suis, ai-je fait tout ce qui était à faire pour changer la situation ou reste t'il encore une action qui pourrait modifier les choses ?

6- Sur une feuille de papier, notez votre problématique. Puis, listez toutes les qualités que ce problème possède, notez ce que cette situation vous apporte de positif. Même si ce positif vous semble absurde ou insignifiant, notez-le quand même, car voir ce que cela vous apporte vous permet de changer les choses. En face de chaque phrase notée, inscrivez si vous souhaitez encore conserver cela. Si c'est non, alors à voix haute exprimer votre désir de stopper cette façon de fonctionner et demandez à votre âme, votre corps et votre énergie, de faire en sorte que le changement s'intègre en vous.

7- Listez vos peurs réelles et vos peurs fictives, puis cherchez en quoi cette peur est UTILE. Enfin demandez-vous si vous souhaitez continuer d'avoir peur ou si malgré elle, vous pouvez faire un pas en avant.

8- Listez vos obligations réelles. Puis listez vos obligations fictives et voyez quelle peur se cache derrière cette obligation si jamais vous changiez ou supprimiez cette habitude contrôlante. Choisissez ensuite ce que vous pouvez modifier et comment ou même supprimer définitivement. Soyez créatifs, il y a de nombreuses façons de procéder pour le même résultat.

9- Recherchez dans chaque obligation et chaque peur fictive la culpabilité qui se cache et prenez conscience de la façon dont elle vous manipule. Puis, engagez-vous envers vous-même à changer votre façon de fonctionner en décrivant le schéma qui vous sera réellement adapté.

DU MÊME AUTEUR :

« Blocages émotionnels : Apprendre à les gérer » (Mai 2018)

www.passeurenergetique.fr

Kolibri 360 GmbH
Ferdinand-Jühlke-Straße 7
99095 Erfurt, Deutschland
produktsicherheit@kolibri360.de

Druck:
CPI Druckdienstleistungen GmbH
im Auftrag der
Kolibri 360 GmbH
Ferdinand-Jühlke-Str. 7
99095 Erfurt